CONSEILS

POUR LA GUÉRISON

DES

MALADIES DE LA BOUCHE,

ET POUR LA CONSERVATION

DES DENTS ET DES GENCIVES,

PAR

M. P.-E. Dalibon,

Docteur en médecine de la Faculté de Paris, membre de plusieurs Sociétés
scientifiques.

—————◆◆◆—————

PARIS.

CHEZ M. TRABLIT, PHARMACIEN,

RUE JEAN-JACQUES ROUSSEAU, N° 21.

TABLE

DES PRINCIPAUX CHAPITRES.

	Pages
Importance de l'hygiène de la bouche	1
Influence physique et morale des dents.	2
Affections des gencives.	3
Des soins de la bouche.	4
Dentition et sensibilité.	5
Maladies des dents.	6
Atrophie.	6
Altération de l'émail.	6
Décoloration des dents.	7
De la carie.	7
Odontalgie ou mal de dents.	9
Odontalgie nerveuse.	9
Rage de dents.	10
Mal des dents dans le premier âge.	11
Maladies des gencives, traitement.	12
Supériorité de l'Eau du docteur Jackson.	12
Rapport médical sur cette découverte.	13
Propriétés hygiéniques et médicales.	14
Cure-dents, leurs dangers.	15
Règles hygiéniques pour conserver ses dents.	16
Instruction sur la manière d'employer l'Eau Balsamique.	17

AVIS IMPORTANT.

Chaque flacon d'eau balsamique doit être scellé par deux cachets en cire semblables aux modèles ci-joints, et en outre il y a une coiffe imprimée pour conserver le cachet principal.

Malgré ces précautions, la cupidité a excité de nouveaux contre-facteurs qui, voulant profiter de la célébrité de cette préparation, rachètent les flacons vides et les remplissent ensuite d'élixirs de leurs compositions plus ou moins dangereux. Pour obvier à cet inconvénient grave qui pourrait causer des accidens et nuire à la réputation de l'eau du docteur Jackson, les consommateurs sont priés de briser les flacons et d'enlever les étiquettes. Aucun dépositaire reconnu par l'auteur n'est autorisé à racheter les flacons vides, si ce n'est le dépositaire général de Paris.

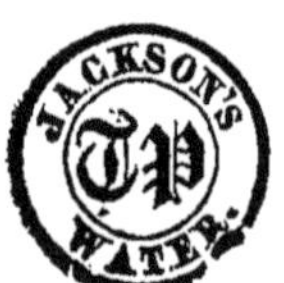

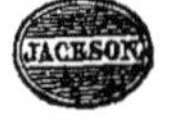

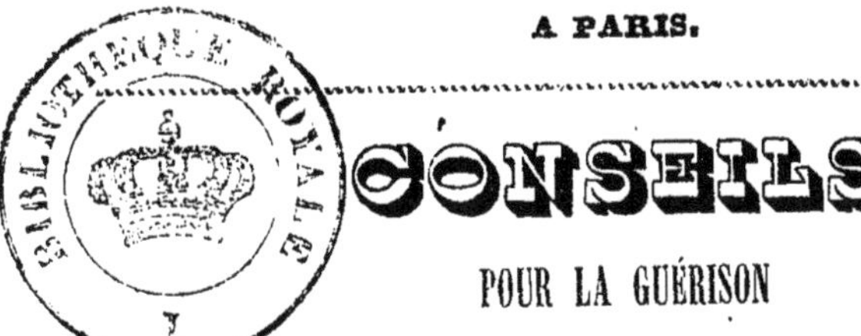

CONSEILS

POUR LA GUÉRISON

DES

MALADIES DE LA BOUCHE,

ET POUR LA CONSERVATION

DES DENTS ET DES GENCIVES,

Par Dalibon,

DOCTEUR EN MÉDECINE DE LA FACULTÉ DE PARIS.

Importance de l'Hygiène de la Bouche.

Les dents, organes communs à l'espèce humaine et à un grand nombre d'animaux, sous le rapport de l'utilité, ont cela de particulier chez l'homme, qu'elles servent non seulement à l'acte important de la mastication, mais encore à sa parure; et tout le monde sait en apprécier l'importance et l'utilité. Leur propreté, leur blancheur, leur solidité jointe à la fraîcheur vermeille des gencives et des lèvres, dénotent toujours une brillante santé, et sont l'apanage exclusif des personnes qui donnent des soins à l'entretien de leur bouche. Sans les dents, point de digestion qui ne soit imparfaite, point de prononciation qui ne soit vicieuse ; l'air n'est plus modifié pour la production normale des sons qui constituent la pureté de la voix. La salive se perd en parlant, les joues perdent leur contour, la figure se ride, le menton s'allonge et se sillonne ; bientôt tous les traits se décomposent, et, au printemps de la vie, succède l'hiver affreux d'une vieillesse prématurée.

Les médecins négligent généralement les maladies qui affectent les gencives et la substance dentaire. Cependant, aucune partie de l'organisme ne mérite plus d'études et de connaissances spéciales ; tous les dérangemens du corps humain semblent se refléter sur les dents. Combien d'enfans ne succombent-ils pas pendant la première dentition ! Les maladies graves et certains médicamens énergiques en altèrent l'émail et la blancheur. Un tartre noir et fétide ne se montre-t-il pas toujours au moindre dérangement d'estomac ? Certains vices généraux de l'économie, tels que le scorbut, les scrofules et le virus de la syphilis, ne gangrènent-ils pas les gencives et ne ramollissent-ils pas toujours la substance même des dents ? Par toutes ces considérations, on voit de quelle importance il serait que les gens instruits s'occupassent de l'hygiène et du traitement des maladies de la bouche. Mais, malheureusement, cette branche importante de l'histoire médicale est presque abandonnée. Des opérateurs et des gens décorés du nom de *dentistes* exploitent dans toute la France la crédulité de ceux qui, éprouvant le besoin d'être soulagés, consultent ordinairement le premier venu. Parmi les dentistes des grandes villes, il en est certainement de fort instruits ; mais beaucoup d'entre eux ont, il faut l'avouer, plutôt la science du mécanicien que celle du physiologiste, et leurs conseils sont plutôt motivés par le désir d'établir de superbes rateliers, que par le désir de conserver quelques dents qui finiront, disent-ils, par se gâter ! *Auri sacra fames...* Pour ne pas être dupe de conseils intéressés et la victime de certaines recettes absurdes et dangereuses, chacun doit être son médecin-dentiste ; en conséquence, nous tracerons les règles générales pour la conservation des dents et des gencives, en esquissant leur hygiène générale et l'ensemble des maladies qui peuvent les affecter.

De l'influence physique et morale des Dents.

Les dents sont le plus bel ornement de la figure humaine : leur régularité, leur blancheur constituent cet ornement ; ces qualités flattent nos regards, et ajoutent de nouveaux agrémens à la beauté des traits du visage. La bouche excède-t-elle, dans sa grandeur, les proportions de son dessin ordinaire, de belles dents dissimulent cette erreur de conformation, et, souvent même, le prestige qui résulte d'une denture parfaite est tel, qu'il nous semble que cette bouche ne serait pas si bien si elle était plus petite. Voyez-vous rire cette femme dont la bouche, très-fendue, laisse voir trentedeux perles éblouissantes ? Vous ne serez pas tenté de remarquer l'étendue du diamètre transversal de la bouche ; toute votre attention se portera sur la beauté de ses dents et sur la grâce d'un sou-

rire qui vous les montre avec complaisance. Cette parure naturelle
sied également aux deux sexes ; elle se fait remarquer dans les
hommes, et répand une sorte d'amabilité sur leur figure en adou-
cissant leurs traits : ceux du noir Africain cessent d'effrayer la
beauté timide, lorsqu'il lui montre ses dents éclatantes de blancheur ; mais c'est surtout aux femmes que les belles dents sont nécessaires, puisqu'il est de leur destinée de commencer par plaire à
nos yeux, avant de toucher notre âme, de captiver, et d'asservir en-
fin notre cœur. Ce qui justifie la prééminence que nous attribuons
aux dents sur tous les autres attraits de la figure, c'est l'influence
qu'elles exercent sur la beauté : qu'une femme ait de beaux yeux,
une bouche gracieusement fendue, un nez bien dessiné, un front
dans la coupe duquel la grâce se joint à la noblesse, des cheveux
unissant la finesse à une teinte agréable, un teint de lys et de rose,
et qu'elle ait de vilaines dents, des dents noircies par la carie, une
denture tronquée, des dents couvertes d'un tartre épais, d'un enduit limoneux, on a de la peine à s'accoutumer à la trouver jolie.
Dès qu'elle ouvre la bouche, elle-même, instruite des fâcheux effets de son sourire, se contraint et devient grimacière pour cacher
l'outrage que la maladie a fait à ses dents. Au contraire, si elle a
un gros nez ou de petits yeux, si même elle est laide, pourvu que
ses dents soient régulièrement implantées, qu'elles soient blanches, que surtout elle les possède toutes, ou du moins toutes celles
qui se voient, c'est-à-dire les incisives, les canines et les premières
molaires de chaque côté, à moins que cette femme ne soit affreuse,
sa figure paraîtra agréable aussitôt qu'un sourire viendra à son
secours ; et vous entendrez murmurer autour d'elle ces mots
consolans pour sa vanité : Elle a de belles dents. Lorsque la nature,
avare de ses dons, ne les aura pas répandus sur les dents, que
celles-ci seront d'une forme défectueuse, d'une couleur terne, il
faudra que les soins, qu'une excessive propreté suppléent aux im-
perfections et dissimulent les défauts. Dans ce cas, au moins, si les
dents ne flattent point nos regards, elles ne les affectent point dé-
sagréablement. Si c'est la maladie qui altère la beauté, l'intégrité
des dents, la main de l'art, secondée par des soins habituels, parvient, grâce à un heureux artifice, à faire disparaître des inconvé-
niens par lesquels les yeux seraient incessamment blessés.

Affections des Gencives.

Indépendamment de l'effet fâcheux qui résulte pour la vue de
l'influence que les maladies exercent sur les dents, il naît de leurs

affections morbides des incommodités réelles. Les gencives s'altèrent, se tuméfient, l'odeur de la bouche devient insupportable,
souvent même pour la personne affectée ; toutes les parties voisines des dents se ressentent de leurs maladies, et les souffrances se
joignent aux incommodités. De là, cet allongement apparent des
dents, leur mobilité, les douleurs qu'on y éprouve, et qui son
bientôt suivies de la perte partielle ou totale de ces organes ; de là
aussi, leur carie et les différentes douleurs qui accompagnent cette
affection. Si l'on savait que de toutes les douleurs auxquelles les
maladies assujétissent l'homme, il n'en est point qui soient plus insupportables, plus atroces, que celles qui résultent de certaines affections des dents et des gencives, on ne négligerait pas de se mettre à l'abri de tant de maux par quelques soins de propreté, ou
par de légers secours de l'art qui suffisent souvent pour prévenir
tant de fâcheux accidens. En effet, toutes les personnes qui font un
usage habituel de l'Eau Balsamique du docteur Jackson ont toujours les gencives fraîches et vermeilles, et, comme les dents ne
sont retenues dans leurs alvéoles que par la pression des gencives,
on est certain de conserver ses dents saines tant que l'on aura soin
d'éviter les affections des gencives et leur engorgement maladif.

Des soins de la Bouche.

Mas vale un diente que un diamente. Une dent vaut mieux qu'un
diamant, disent les Espagnols ; J.-J. Rousseau n'a-t-il pas dit aussi
qu'il n'est pas de vilaine femme avec de belles dents ? Ovide propose comme préservatif contre l'amour de faire rire la jeune fille
qui est mal dentée. Celui qui n'a pas soin de ses dents trahit par
cette seule négligence des habitudes de mauvaise compagnie, et on
peut lui appliquer la chanson d'Odry :

> Votre bouche en riant fait que mon nez rechigne
>   Du noir désordre de vos dents,
> Sans que je leur impute une vapeur maligne
>   Qui peut-être vient du dedans.

La beauté est fille de la propreté, et exige beaucoup de soins ; il
faut l'entretenir, la perfectionner, nous dirons presque la cultiver
et la faire éclore, puisque, produit brillant de la civilisation et du
luxe, elle ne se montre jamais avec tous ses attributs et tous ses
charmes dans l'état sauvage, ni sous l'influence des professions pénibles et de la pauvreté. Un peu de coquetterie est surtout utile au

beau sexe pour l'entretien des dents ; et malheur aux femmes qui n'en n'auront pas soin ; qu'elles se souviennent, quoique bonnes mères et épouses fidèles, que, en perdant leurs charmes, elles perdent souvent leur empire, la paix et le bonheur de leur ménage ; et quoi de plus repoussant que des dents cariées et l'haleine fétide qui en est la conséquence! Certainement, une femme mariée, dont les dents répugnent à la vue, et font qu'on prendrait pour une grimace chaque sourire qui lui échappe, risque de causer de la répugnance à l'homme qui voudrait l'entourer de toute sa tendresse. M. Delarivière, meilleur philosophe que bon poète, dit avec raison :

> La plus aimab'e femme est tristement changée,
> Quand son ris nous découvre une dent mal rangée.
> La longueur en révolte, ainsi que la noirceur;
> Et chaque homme en devient l'implacable censeur.

Dentition et sensibilité.

Au moment de la naissance, les vingt premières dents de lait ont leurs couronnes à peu près formées dans leurs alvéoles, et leurs racines commencent à s'allonger. Les incisives paraissent au dehors entre huit et douze mois, les moyennes d'en bas se montrent les premières, puis les moyennes d'en haut, ensuite les latérales d'en bas et celles d'en haut ; les canines suivent les incisives, et, à deux ans, la première molaire de chaque côté a paru ; la seconde vient entre quatre et six ans. Elle est suivie à sept ans par une troisième molaire qui doit toujours rester, et à neuf et demi par une quatrième ; la cinquième et dernière ne paraît que fort tard, à dix-huit ou vingt ans ou même à trente, quelquefois même jamais. L'auteur de cette brochure, qui compte quelques années au-dessus de trente ans, n'a pas encore vu paraître une seule des quatre dernières molaires. La dent, elle-même, n'est point sensible, ni dans son émail, ni dans son ivoire ; mais son noyau pulpeux, animé de beaucoup de nerfs, et d'une nature presque aussi délicate que la substance gélatineuse du labyrinthe de l'oreille, est doué d'une sensibilité exquise. C'est par ce noyau que nous distinguons, au travers de l'enveloppe insensible que lui fournit la dent, les différences de chaleur et de froid et les moindres nuances de densité dans les divers corps.

C'est aussi ce noyau qui, irrité par l'accès de l'air extérieur

quand son enveloppe d'ivoire a été animée ou tout à fait percée
par la carie, nous cause des douleurs si horribles. Ce qu'on appelle
les dents agacées, est le résultat des acides, non sur la dent, mais
sur la gencive. Loin qu'une irritation, qui ne porterait que sur la
partie solide de la dent, puisse y produire rien de semblable à ce
qui arriverait aux véritables os en pareille circonstance, on lime
les dents, et même jusqu'à l'ivoire sans inconvénient immédiat;
seulement, en enlevant l'émail, on occasionne la décomposition
de l'ivoire, et, par elle, l'irritation du noyau pulpeux et sensible.

Maladies des Dents.

Nous les divisons en celles qui affectent les parties dures, et
en celles qui intéressent leurs parties molles. Les premières sont
l'usure, l'entamure, la fracture, l'atrophie des dents, la décomposition de l'émail, sa décoloration, la carie, la consomption des racines et leur exostose. Les secondes sont l'inflammation de la
pulpe, sa fongosité, son ossification. Ce serait aussi dans cette dernière série qu'il faudrait placer les diverses douleurs dentaires.

Atrophie.

L'atrophie dentaire est la plus commune; elle semble n'affecter
que l'émail. Elle se manifeste par de petits enfoncemens rappro-
chés qui ressemblent à des piqûres, par des dépressions irréguliè-
res dont la surface n'est pas toujours polie, par des sinuosités trans-
versales unies ou pointillées, séparées par des lignes saillantes.
Ces traces d'atrophie sont quelquefois sans altération de couleur
à l'émail, ou elles sont jaunâtres. Si on fend en long ces dents atro-
phiées, on remarqueque l'émail est plus mince au niveau des dépressions et plus épais vis-à-vis des saillies. La substance éburnée
ne paraît pas participer à la maladie. On peut remédier à cette
maladie en employant l'eau du docteur Jackson pendant cinq ou
six mois régulièrement, de manière à consommer douze ou dix-huit
flacons; quelquefois on est obligé de continuer deux ou trois ans;
mais l'atrophie se borne après l'emploi de quelques flacons, selon
les règles tracées à la fin de cette brochure.

Altération de l'émail.

La décomposition de l'émail offre, comme l'atrophie des dents,
plusieurs degrés; elle se manifeste par des taches brunes ou noirâtres sur la surface antérieure ou sur les côtés de la couronne. Au

niveau de ces taches, l'émail conserve son poli et résiste aux instrumens, ou bien il est rugueux, offre une légère déperdition de substance et cède un peu à la rugine. Ces taches peuvent s'étendre jusqu'à la face interne de l'émail qui, dans la plupart des cas, reste blanche. Elles ne sont point accompagnées des traces que fait la carie dans la substance osseuse. Elles sont toujours produites, d'ailleurs, par le contact des parties malades voisines, soit d'une dent cariée, soit d'une ulcération ou d'une inflammation gangreneuse des parties molles. Cette espèce d'altération de l'émail ne rend pas les dents douloureuses, et elle s'arrête spontanément dès que la dent qui en est affectée cesse d'être en contact avec les parties malades. On enlève sans inconvénient les taches qui restent sur les dents avec un grattoir : l'eau du docteur Jackson convient également pour empêcher la décomposition de l'émail et pour lui donner de la force en facilitant sa régénération. Il faut en faire usage régulièrement et en employer dix à quinze flacons ; on cesse pendant trois mois et puis on recommence jusqu'à parfaite guérison en suivant l'instruction qui est à la fin de cet ouvrage.

Décoloration des Dents.

Nous désignons par cette expression le changement de couleur que présente une ou plusieurs dents et. qui n'est occasionné ni par un enduit, ni par une lésion de tissu extérieure. Une dent devient quelquefois jaune, noirâtre ; elle reste indolente ; aucun moyen ne peut lui rendre sa blancheur ; si on extrait cette dent et qu'on la divise en deux, on trouve les débris de la pulpe frappée de mort depuis longtemps ; ils sont bruns ou noirâtres, et ce sont eux qui ont taché les parois de la cavité dentaire. Toutes les dents prennent quelquefois une teinte jaunâtre chez les vieillards. Quelques maladies prolongées, et notamment les fièvres intermittentes, l'ictère, jaunissent aussi les dents. Quelquefois cette ulcération accidentelle se dissipe ; mais, dans le plus grand nombre de cas, les dents ne reprennent jamais leur couleur naturelle. Cependant, on doit toujours se hâter d'employer l'eau de Jackson, parce qu'elle seule peut raffermir les gencives et faciliter la reproduction de l'émail ; huit à douze flacons sont toujours nécessaires.

De la carie.

La carie des dents, et tous les accidens qu'elle entraîne, n'ont lieu que dans l'enfance, la jeunesse et l'âge mûr. Les dents des vieillards et même celles des hommes qui sont parvenus vers l'âge de cinquante ans ne se carient plus. Les dents de lait sont les plus sujettes à la carie ; mais cette affection ne peut y être déterminée par le même concours de causes que chez l'adulte.

La carie n'est point douloureuse par elle-même : l'affection des nerfs seule excite la sensibilité de l'organe dentaire ; aussi, voit-on des dents cariées produire, pendant un temps plus ou moins long, les plus vives douleurs, et devenir ensuite insensibles, quelquefois pendant fort longtemps et même pour toujours. Il est des personnes qui ne souffrent de leurs dents cariées que lorsqu'il y a une variation dans l'atmosphère. Ici l'affection dentaire simule exactement certaines affections rhumatismales. Les causes morbifiques de chaque carie déterminent la susceptibilité ou la non susceptibilité qu'a la partie malade d'éprouver de la douleur.

La carie se manifeste presque toujours à l'extérieur des dents, plus souvent aux molaires qu'aux canines et aux incisives : de très jeunes gens ayant les incisives saines et blanches ont déjà été privés, par l'effet de la carie, de la plupart de leurs molaires. Les dernières, ou dents de sagesse, sont très sujettes à se carier ; lorsqu'elles sont tardives, elles sortent souvent déjà frappées par la carie. D'abord, c'est une fort petite portion de l'organe qui est affectée par la carie. Dans les molaires, c'est pour l'ordinaire le fond d'une des petites cavités de leur surface qui est le siége primitif de la carie ; elle commence communément sur le côté des dents incisives, près de leur collet. Il arrive, mais moins ordinairement, que la carie commence dans l'intérieur de la dent, dont la couleur devient noirâtre et brillante néanmoins, parce que son émail encore intact conserve le poli qui lui est propre. La couleur noire réunie aux douleurs sourdes qu'on ressent dans la dent n'a point même de trou qui pénètre dans sa cavité. Jamais la carie ne survient sur le collet d'une dent déchaussée ; elle ne survient pas non plus sur une portion de racine dénudée depuis un certain temps. L'agacement des dents, leur sensibilité, leurs douleurs ne sont que des signes rationnels insuffisans pour caractériser l'existence de la carie ; mais l'inspection des dents suffit, dans le plus grand nombre de cas, pour faire reconnaître cette maladie.

Lorsqu'il s'agit d'arrêter les progrès de la carie, il n'est pas moins important de mettre en usage les moyens hygiéniques et les médicamens internes, et en même temps on a recours à un traitement local par lequel on se propose, soit de changer le mode de vitalité des parties malades, soit de les désorganiser, soit de les enlever immédiatement. En thèse générale, quand une dent est très cariée il n'y a qu'un moyen. c'est l'extraction ; mais là ne se bornent pas les précautions, parce que la même cause qui a produit la carie d'une dent doit bien certainement continuer à agir, si l'on n'emploie aucun remède. Nous conseillons donc dans ce cas l'eau de Jackson ; son usage 'guérit avec facilité toutes les caries superficielles quand on a eu le soin d'enlever avec un grattoir la portion de dent qui est noirâtre, et, par son action puissante, elle empêche le retour des mêmes accidens. Les personnes qui ont plusieurs dents profondément cariées doivent user pendant plusieurs mois deux fois par jour de l'eau de Jackson. On évite ces gargarismes multipliés en se rinçant la bouche après chaque repas avec de l'eau aromatisée avec la même Eau Balsamique, ce qui procure une haleine douce et suave, tandis que ceux qui n'ont pas soin de leurs dents quand elles sont malades ont toujours une haleine fétide et repoussante. Voyez l'instruction sur la couverture.

Odontalgie ou mal de Dents.

Les femmes nouvellement accouchées, certaines femmes dans le cours même de chacune de leurs grossesses, y sont assez sujettes; nous l'avons plusieurs fois' observée chez les enfans dans les saisons froides et humides. Cette maladie; lorsqu'elle est aiguë, est souvent produite par les courans d'air froid, par les lotions de la tête avec de l'eau froide, la répercussion de la transpiration, d'un exanthème, la suppression d'un exutoire, etc. Elle est caractérisée d'abord par une douleur sourde, ensuite aiguë et pulsative d'une dent qui paraît saine. La gencive ne tarde pas à se gonfler et à devenir rouge et douloureuse, et souvent le gonflement se propage à la joue. Cette inflammation peut se terminer par résolution ou par la formation d'un abcès. On doit la combattre par les gargarismes émolliens aromatisés d'eau de Jackson, par l'application des sangsues sur les gencives et au-dessous des angles des mâchoires; par les boissons émollientes tièdes, les bains tièdes, bains de pieds sinapisés : il ne faut jamais s'effrayer d'un mal de dents quand il est passager et ne revient qu'à des époques éloignées, car on est sûr d'en triompher en se servant habituellement de l'Eau Balsamique du docteur Jackson : quatre à six flacons sont suffisans.

Odontalgie nerveuse.

Cette espèce de mal de dents est la plus fâcheuse; son siège paraît être dans les nerfs dentaires eux-mêmes. Souvent elle existe sans qu'il y ait une maladie des gencives, des dents ou des alvéo les. On la rencontre assez souvent unie à des névralgies de l'œil, de l'oreille, de la face, de la langue, du pharynx, de la peau et des muscles du cou. La douleur occupe presque toujours plusieurs dents; l'extraction des dents peut augmenter la douleur au lieu de la calmer. La douleur consiste le plus souvent dans des élancemens déchirans qui, chez quelques sujets, reviennent par accès périodiques. Cette odontalgie est plus fréquente chez les femmes hystériques et chez les hommes faibles et irritables que chez les hommes robustes. Sa durée est variable, elle est sujette à récidive. Pour calmer le mal de dents provenant d'une exaltation de sensibilité nerveuse, il faut avoir recours aux infusions légères de tilleul et de feuilles d'oranger, aux potions calmantes et éthérées, aux bains tièdes, aux gargarismes d'eau de guimauve avec quinze à vingt gouttes de laudanum; tous ces moyens peuvent être employés concurremment avec des gargarismes d'eau de Jackson. Son action se fait surtout sentir pour éloigner la cause qui a donné naissance à cette odontalgie, et il faut s'en servir matin et soir à petites doses, en employer huit à dix flacons afin de donner du ton aux nerfs dentaires, et en prévenir l'irritation. Le mode d'employer est indiqué sur la couverture.

Rage de Dents.

L'odontalgie est plus fréquente dans l'enfance, la jeunesse et les premières années de l'âge adulte, que dans les périodes plus avancées de la vie; elle offre, outre les différences qui résultent de ces causes, une foule de variétés sous le rapport de son mode d'invasion, de ses degrés d'intensité, de sa durée, de son type continu ou intermittent, du retour périodique ou non périodique de ses accès. D'autres différences proviennent de la fixité ou de la mobilité de la douleur, et surtout de l'influence sympathique plus ou moins forte qu'elle exerce sur les organes des principales fonctions; cette influence n'est pas toujours en rapport avec la violence de l'odontalgie; elle emprunte la plus grande partie de sa force de la susceptibilité nerveuve des sujets malades.

L'odontalgie habituelle, chronique, peu intense, dépendant d'une carie ou de toute autre maladie organique d'une dent, gêne plus ou moins la mastication, trouble momentanément le sommeil, occasionne des fluxions, mais elle n'offre aucun danger. Il n'en est pas ainsi de l'odontalgie aiguë, violente, de celle qu'on nomme vulgairement rage de dents. Celle-ci produit des élancemens insupportables dans les dents, les gencives, les joues, quelquefois en

même temps, dans les oreilles, les yeux, le crâne; elle prive entiè-
rement de sommeil; elle peut occasionner la fièvre, des spasmes,
des vomissemens, des convulsions, des délires, des syncopes.
Ordinairement, lorsque la douleur doit bientôt diminuer,
la joue et les gencives se gonflent; une salive abondante mê-
lée de mucosités visqueuses coule abondamment de la bouche. Le
genre de douleur que l'on ressent est si aigu, si déchirant, qu'il
fait parfois jeter les hauts cris; on a vu des individus se battre la
tête contre les murs par la violence des souffrances et l'espèce de
désespoir auquel il les réduisait.

Pour remédier à cette affection, il faut quelquefois recourir à la
saignée, aux sangsues, aux bains, aux fumigations, aux bains de
pieds sinapisés. On devra aussi employer l'eau de Jackson en gargarisme pur sur du coton, en verser sur des compresses imbibées
d'eau de guimauve, sur des cataplasmes de farine de riz et de graine
de lin, etc., etc. Quand les accidens seront dissipés, l'emploi de
l'eau de Jackson en éloignera le retour et en diminuera l'intensité.

Lorsque la douleur des dents est due au transport d'une humeur,
les dérivatifs deviennent le principal moyen de traitement. C'est
alors qu'on applique de petits vésicatoires, connus sous le nom de
mouches, aux tempes, derrière l'oreille, ou sur le point de la joue
correspondant à la dent malade. On fait aussi des mouches avec de
l'extrait gommeux d'opium, qu'on applique dans le même but;
mais ils sont plus efficaces dans la névralgie que dans l'odontalgie
produite par la déviation d'un principe rhumatisant ou goutteux.
On use encore des émolliens pour calmer la douleur, ce qui n'exclut
jamais l'emploi de l'eau du docteur Jackson qui occupe toujours le
premier rang pour combattre toutes les douleurs des nerfs dentaires.

Mal des Dents dans le premier âge.

Lorsqu'un mal de dents est le résultat de la première dentition,
il s'agit de faciliter l'évolution dentaire : on y parvient en dimi-
nuant l'épaisseur de la gencive et en détruisant la pléthore locale
qui existe souvent. C'est pour parvenir au premier but que la nature excite les enfans à mâchonner tout ce qu'ils peuvent porter à
leur bouche, même les corps les plus durs; on leur donne des ho-
chets d'argent, d'ivoire, de corail, pour cet usage, ou des morceaux
de bois de réglisse, de racine de guimauve, etc., qui font le même
office, mais qui présentent l'inconvénient de se rompre, et de pou-
voir être avalés: ce qui peut donner lieu à des accidens graves.

Maladies des gencives. — Traitement.

Ͱ Dans l'état naturel, les gencives sont fermes, de couleur rosée, et elles recouvrent les racines des dents. Durant la maladie, elles éprouvent différentes altérations qui concourent à faire reconnaî-tre diverses affections morbides. Les gencives sont le siège de dé-mangeaisons, de douleurs, d'hémorragies, d'excoriations, de cre-vasses et d'aphtes plus ou moins étendus. Elles diminuent de vo-lume de manière à recouvrir à peine les bords alvéolaires, ou, au contraire, elles s'engorgent, se tuméfient, s'amolissent, et offrent des excroissances qui quelquefois dépassent les dents. Elles devien-nent blanches, pâles, rouges, livides.

Lorsque, pendant le traitement de certaines maladies, le mercure porte son action sur les gencives, les malades éprouvent un pico-tement et une démangeaison assez pénibles. Elles se gonflent, rou-gissent et sont humectées d'une salive plus abondante et d'une odeur fétide. Le prurit et les douleurs de gencives qui engagent les enfans à y porter la main, ou des corps étrangers, sont au nombre des signes de la dentition.

Le saignement fréquent des gencives annonce souvent une fai-blesse des fonctions de l'estomac. Le saignement des gencives se remarque dans certaines lésions organiques du foie, dans quel-ques affections hémorroïdales, dans le scorbut. Pour remédier aux maladies des gencives, il faut bien distinguer si c'est un engorge-ment inflammatoire ou un engorgement scorbutique. Dans le pre-mier cas, on doit les frictionner avec une brosse dure et les faire saigner de temps en temps, ayant soin de les gargariser régulière-ment avec l'eau du docteur Jackson, étendue d'eau. Dans le second cas, quand les gencives sont mollasses, blanchâtres, on doit conseiller les astringens, les amers, les vin et sirop anti-scor-butiques, les jus d'herbes; une nourriture succulente, dont la partie végétale devra se composer de salades de chicorée, de cres-son, etc. On devra employer douze à vingt flacons d'eau de Jack-son, en touchant souvent les gencives malades avec un pinceau trempé dans cet odontalgique. Ces précautions empêchent la carie des dents en rétablissant la fermeté des tissus qui composent les gencives.

Supériorité de l'Eau du docteur Jackson.

On doit se défier de toutes les préparations vendues par les par-umeurs et autres personnes étrangères à la médecine. Ces prétendus spécifiques, prônés par le charlatanisme, |sont loin de justifier les éloges outrés qu'on leur prodigue, préparés qu'ils sont par des gens avides, et ignorant la nature et la composition de la substance dentaire ; ces prétendus dentifrices causent souvent des maladies très graves, parce qu'ils contiennent des substances essentiellement nuisibles et surtout des acides qui tous exaltent la sensibilité des dents. De sorte que le moindre contact les rend douloureuses; bientôt l'émail perd son brillant, se jaunit, se ramollit; les dents se salissent de plus en plus et se carient ; les gencives se gonflent : de là résultent l'ébranlement et la perte des dents.

L'eau du docteur Jackson ne ressemble en rien à tous les spécifiques que la mode inconstante adopte ou délaisse tour à tour ; ses effets sont toujours les mêmes, parce que sa composition est toujours identique. Pour qu'on puisse mieux apprécier les avantages de cette nouvelle découverte, il nous suffira de citer l'approbation des commissaires qui ont été chargés de l'examiner.

RAPPORT MÉDICAL

Sur l'Eau Balsamique et Odontalgique du docteur John William *JACKSON, fait à la Société des sciences physiques et chimiques, etc., au nom d'une commission composée de MM.*

Barbet, chevalier de la Légion-d'Honneur, ex-pharmacien-major. Crommarias, chevalier de la Légion-d'Honneur, chirurgien-major du 8e d'artillerie. Davet, docteur en médecine, membre de plusieurs sociétés savantes. Devergie aîné, chevalier de la Légion-d'Honneur, ancien chirurgien-major de l'hôpital du Gros-Caillou. Gérard, chevalier de la Légion-d'Honneur, ancien pharmacien principal des armées. Julia de Fontenelle, professeur de chimie médicale, membre de la commission sanitaire de Paris. Morand, chevalier de la Légion-d'Honneur, chirurgien des vétérans de Paris. Pichard, docteur en médecine, médecin du bureau de bienfaisance du 7e arrondissement de Paris, membre de plusieurs sociétés savantes.

Messieurs,

M. Trablit, pharmacien, rue J.-J. Rousseau, 21, à Paris, vous a présenté un odontalgique sous le nom d'*Eau Balsamique et Odontalgique* du docteur *John William Jackson,* pour le soumettre à votre examen; en conséquence, vous nous avez chargés de vous en rendre compte. Avant d'y procéder nous avons exigé la communication de la formule de cette eau ; elle nous a été loyalement donnée ; mais comme l'auteur a pris un brevet d'invention de quinze ans, nous devons nous abstenir de la publier ; vous approuverez sans doute notre réserve. Cette formule se compose de treize substances, dont les vertus odontalgiques sont bien constatées et dont l'emploi ne peut produire aucun effet dangereux. Cette eau a été préparée en présence d'un de vos commissaires, et divers essais ont été faits pour en reconnaître les propriétés. Il en résulte que dans le plus grand nombre de cas les douleurs de dents ont été instantanément calmées, et que ses effets ont été aussi efficaces que ceux des odontalgiques qui jouissent de la plus grande réputation.

En conséquence, votre commission vous propose de donner votre approbation à l'*Eau Balsamique et Odontalgique* du docteur JACKSON.

Signé J. BARBET, DAVET, DEVERGIE, GÉRARD, PICHARD,
JULIA DE FONTENELLE.

Les conclusions de ce Rapport sont adoptées à l'unanimité.

Pour copie conforme :

Le secrétaire perpétuel,

Signé JULIA DE FONTENELLE.

Propriétés hygiéniques et médicales.

Cette eau calme à l'instant les plus violens maux de dents ; elle empêche la formation du tartre qui, par son enduit limoneux, ronge et altère les dents les plus solides. En outre, elle leur donne de l'éclat et de la blancheur sans nuire à l'émail, puisque cette eau ne contient aucun acide, ni aucune substance minérale, et convient surtout aux femmes enceintes, pour prévenir tout engorgement de gencives et toute douleur de dents si commune dans cette position. L'eau de Jackson devant agir sur l'émail et sur la substance dentaire, on conçoit que deux ou trois flacons ne peuvent produire que peu d'effet ; aussi faut-il s'en servir longtemps, et alors on est certain d'obtenir tous les effets mentionnés dans cet ouvrage.

Comme anti-scorbutique, cette eau raffermit et cicatrise les gencives molles, boursoufflées et saignantes, prévient et guérit les altérations et la carie des dents, qui est une maladie si fréquente et si dangereuse surtout pour les personnes qui font usage du tabac et qui ont usé des préparations mercurielles. Par son arôme balsamique elle maintient la bouche fraîche, rend l'haleine suave, avive le coloris des gencives et des lèvres, et les fait briller de plus vif incarnat. La manière d'employer cette eau se trouve sur la couverture de cette brochure et sur le flacon.

Curedents. — Leurs dangers.

Les curedents sont faits de plumes d'oie, de bois rond et d'une fibre douce, comme ceux des Italiens et des Espagnols, d'or ou d'argent. Les meilleurs sont ceux de plume, à cause de leur flexibilité. Il ne convient point de se servir d'épingles, ni de la pointe d'un couteau ; le contact de ces corps use les dents sur leurs parties latérales, et les épingles de cuivre, employées comme curedents, déposent sur les organes des particules cuivreuses, qui, au rapport de M. Duval, ont quelquefois déterminé aux dents des maladies d'où est résultée la nécessité de les extraire.

On ne doit point employer, pour se nettoyer les dents, des brosses faites de soie de sanglier ; elles sont dures et blessent les gencives ; les brosses les plus douces sont les plus convenables. Il faut diriger la brosse suivant la longueur des dents, parce que les soies de ces instrumens agissent comme autant de petits curedents qui se glissent entre les dents, en enlèvent les particules alimentaires et le limon tartreux. Les éponges doivent être douces et préparées de manière à ne plus contenir les substances hétérogènes et dures qu'elles renferment ; on les attache au manche des brosses, ou l'on s'en sert sans les y adapter, ce qui est plus commode. Les racines suppléent aux brosses et sont aussi douces ; on prépare pour les dents des racines de guimauve ou de réglisse, dont on a enlevé les parties extractives au moyen de l'ébullition ; ensuite on les dispose en forme de pinceaux.

Il ne faut point toucher aux dents des adolescens ; ce n'est qu'après la puberté qu'on peut y porter l'instrument. Mais on doit les accoutumer de bonne heure à se gargariser la bouche avec une eau limpide et fraîche où l'on verse quelques gouttes d'eau de Jackson ; puis ils se frottent les dents avec une éponge ou du linge. Nous ne saurions trop recommander l'extrême propreté de la bouche ; sans cela cet organe contracte une mauvaise odeur, et cette incommodité est un fléau : on sait ce que rapporte Benserade d'une demoiselle qu'il avait entendue chanter et qui avait l'haleine très-forte : *Voilà une fort belle voix et de fort belles paroles, mais l'air n'en vaut rien.*

Règles hygiéniques pour conserver ses Dents.

Indépendamment des soins de propreté, il en est d'autres qu'il est utile d'observer pour conserver la beauté et la bonté des dents. On ne saurait trop, par exemple, recommander d'éviter d'y porter une foule de petites atteintes qui, souvent, leur sont funestes ; tels sont les coups qu'on se donne en jouant imprudemment ; ceux qu'on reçoit par le choc des corps projetés dans les exercices gymnastiques, des cailloux, des balles, des noyaux, des noix ; c'est s'exposer à de cruels accidens, à la fêlure des dents, à leur ébranlement, et surtout à en déterminer la carie. On ne croirait pas que tous ces accidens peuvent résulter de l'habitude même de couper du fil avec les dents incisives. L'usage de la pipe agace les dents, les use et y forme un vide qui semble avoir été tracé par l'instrument. La fumée du tabac ternit les dents, s'y empreint, et y dépose un tartre fuligineux et carbonique. Le froid et la chaleur font éprouver, chacun selon leur nature, les mêmes sensations qu'ils déterminent sur les différentes parties de l'économie, et le passage de l'un à l'autre rend toujours ces agens plus dangereux. L'usage fréquent et abondant des boissons chaudes est nuisible aux dents : les Hollandais qui prennent beaucoup de thé, et qui le prennent bouillant, ont les dents jaunes qui se carient de bonne heure.

Il n'est pas indifférent de conserver ou d'extraire une dent ; lorsqu'on peut la conserver, et qu'au contraire on en fait l'extraction, n'est-ce pas priver la personne qui vient de la perdre d'un instrument nécessaire à la mastication, et par conséquent à la santé ? n'est-ce pas la séparer d'un organe utile à la perfection de l'articulation de la parole, et n'est-ce pas lui ôter aussi une partie de l'agrément de la figure ? On ne saurait donc être trop circonspect lorsqu'il s'agit de se déterminer à conseiller l'extraction d'une dent. Jadis, il était défendu à un musulman de s'en faire ôter une sans la permission du souverain. Les Hébreux attachaient tant de prix à la possession de leurs dents, que celui qui, par quelques sévices, en détruisait une à son prochain, encourait la peine du talion.

FIN.

Imprimerie de Félix Malteste et Cᵉ, rue des Deux-Portes-St-Sauveur, 18.

PHARMACIE TRABLIT

Rue Jean-Jacques-Rousseau, 21, à Paris.

—

ARTICLES DIVERS
SPÉCIAUX A CET ÉTABLISSEMENT.

KAÏFFA D'ORIENT.

Cette substance analeptique et pectorale, brevetée du gouvernement, approuvée par une commission spéciale de médecins chargés d'en reconnaître les vertus, guérit les gastrites, les irritations de poitrine et d'estomac. Elle se prépare à l'eau et mieux au lait, à la dose de deux cuillerées pour une chopine (une tasse) de liquide. Le flacon, 4 fr.; les 6 flacons, 21 fr.

NOUVELLE ESSENCE DE CAFÉ.

Cette Essence, obtenue sans le contact direct du feu, renferme tous les principes du café. Une seule cuillerée plus ou moins comble, versée dans un bol de lait chaud, suffit pour donner un café fort agréable. La même quantité pour une demi-tasse d'eau bouillante donne à l'instant même un excellent café à l'eau. Privée de tout principe irritant, les médecins la conseillent journellement aux personnes nerveuses qui ne peuvent supporter l'action du café ordinaire. Le flacon, 1 fr. 60 c.; les 6 flacons, 8 fr. 60 c.

TABLETTES DE BOUILLON.

L'utilité des Tablettes de bouillon a été si vivement sentie par les voyageurs et par les personnes qui habitent la campagne, qu'on pouvait à l'avance prédire le succès que devait obtenir une si utile préparation. Il n'est rien de si commode, en effet, que l'emploi de ces Tablettes, qu'il suffit de faire dissoudre dans une tasse d'eau, pour avoir de suite un bouillon tout aussi agréable que le meilleur consommé. Prix de la livre, 15 fr.

PUNCH AU RHUM.
SIROPS ASSORTIS POUR SOIRÉES.

Depuis que le punch est devenu obligatoire dans toutes nos réunions, l'extrait de *Punch concentré* joint au double avantage d'être toujours fort bien préparé et beaucoup moins dispendieux, celui de ne causer aucun embarras. Au moment de servir, on met dans chaque verre une partie de punch concentré, et on verse dessus autant d'eau bouillante ou d'une infusion de thé. Pour plus de commodité, on tient du punch tout préparé, qu'il suffit de faire chauffer au bain-marie.

—

Extrait de Punch concentré, la bouteille..........	3 fr. 25 c.
Punch tout préparé, idem	2 25

Sirop de Groseilles framboisées........	
— Cerises, limons.............	La bouteille, 2 fr. 50 c.
— Oranges, orgeat............	La 1[2 bout., 1 25
— Vinaigre framboisé.........	
— Sucre pour verres d'eau......	

PRIX COURANT
DES EAUX MINÉRALES NATURELLES.

EAUX MINÉRALES NATURELLES
le plus en usage,
Classées d'après leurs principes prédominans.

HYDROSULFUREUSES.

De Barèges,	la bouteille.	2 f.	50 c.
—	la 1|2 id. .	1	50
— Cauteretz,	la bouteille.	2	50
—	la 1|2 id. .	1	50
— Bonnes,	la bouteille.	2	50
—	la 1|2 id. .	1	50
— Enghien,	la bouteille.	1	»

FERRUGINEUSES.

De Forges,	la bouteille.	1 f.	» c.
— Passy,	id. . .	1	10
— Spa,	id. . .	1	75
— Pyrmont,	id. . .	2	25
— Marienbad,	id. . .	3	»
— Schwalbach,	id. . .	1	25
— Fachingen,	id. . .	1	25
— Geilnau,	id. . .	1	25

ACIDULES.

De Vichy,	la bouteille.	1 f.	25 c.
— Montdor,	id. . .	2	»
—	la 1|2 id. . .	1	25
— Saint-Alban,	la bout.	1	25
— Contrexéville,	id. . .	1	25
— Bussang,	id. . .	1	25
— Pougues,	id. . .	1	50
— Seltz,	id. . .	1	25
— Châteldon,	id. . .	1	50

SALINES.

De Pullna,	la cruche.	3 f.	» c.
—	la 1|2 id..	2	»
— Sedlitz,	la cruche.	4	»
—	la 1|2 id. .	2	50
— Seidschutz,	la cruche.	4	»
— Balaruc,	la bouteille.	2	»
— Bourbonne,	id. . .	1	25
— Plombières,	id. . .	2	»
— Heilbrunn,	id. . .	2	»

EAUX FACTICES.

De Sedlitz (purgative),			
à 8 gros, la bout.	1 f.	» c.	
— à 12 gros,	id.	1	20
— Magnésienne gazeuse,	id.	1	25
— saturée,	id.	1	50

De Seltz, pour table,	la bout.	» f.	50 c.
— sans verre,	id.	»	25
— Soda-Water,	id.	»	75
— Vichy,	id.	»	75
Limonade gazeuse,	id.	1	25

Sur la prescription du médecin, on se chargera de la préparation de toutes les eaux factices.

PRÉPARATIONS POUR BAINS.

Bains de Barèges, nos 1 et 2.	1 f.	50 c.	
— de Plombières. . . .	1	50	
— de Vichy.	1	50	

Bains gélatineux.	2 f.	» c.	
— alcalins	1	50	
— de mer.	2	25	

SIROP GÉLATINEUX ET PATE PECTORALE
DE MOU DE VEAU.

Le Sirop gélatineux et pectoral de Mou de Veau est un de ces médicamens qui n'ont besoin que d'être connus pour obtenir une juste réputation. Il est en effet le seul pectoral que les médecins conseillent journellement, en dépit de toutes ces nouvelles préparations qu'enfante le charlatanisme et contre lesquelles chacun a le plus grand soin de se prémunir. Les circonstances où son efficacité est incontestable, sont : la toux, d'enrouement, la difficulté de respirer, le crachement de sang, le picotement à la gorge, l'asthme et les divers catarrhes. Il se prend à la dose de deux ou trois cuillerées par jour, pur ou dans une tasse de tisane adoucissante. Lorsque la toux est très-forte, on peut en porter la dose jusqu'à six cuillerées, pour les 24 heures.

La Pâte gélatineuse et pectorale de Mou de Veau, formée des mêmes principes que le Sirop, dont elle ne diffère que par son état solide, produit les mêmes effets. Elle est très-utile aux gens de bureaux et aux voyageurs qui, par son emploi, peuvent se dispenser de tisane.

Sirop gélatineux et pectoral : le flacon, 2 fr.; le demi-flacon, 1 fr. 25 c.
Pâte — — la boite, 2 fr.; la demi-boîte, 1 fr. 25 c.

EAU BALSAMIQUE ET ODONTALGIQUE

DU DOCTEUR J.-V. JACKSON.

Il n'est point de préparations aussi nombreuses que les dentifrices, et cependant parmi le grand nombre, il n'en existe pas qui réunisse les qualités qu'on doit exiger d'eux. Presque tous sont en effet vendus par des parfumeurs qui, ignorant la composition *Dentaire*, et la vertu des substances qu'ils mélangent, ne peuvent obtenir que des dentifrices qui ne produisent aucun résultat, trop heureux lorsqu'ils n'altèrent pas l'émail des dents et ne les disposent pas à la carie. Le docteur Dalibon (auteur de l'hygiène des dents), après avoir essayé un grand nombre de dentifrices, a reconnu la supériorité de l'Eau balsamique du docteur J.-V. Jackson, et c'est aux bons effets qu'il en obtient, qu'on doit la préférence bien marquée qu'il lui accorde. Cette préparation vient d'être brevetée du gouvernement, afin d'empêcher toute contrefaçon.

Le flacon, 4 fr. ; par caisse de 6 flacons, 21 fr. Par caisse de 12 flacons, 40 francs.

POMMADE ANTI-OPHTALMIQUE

DE LA VEUVE FARNIER DE SAINT-ANDRÉ, DE BORDEAUX.

Cette Pommade est conseillée depuis plus de cent ans, comme le seul médicament réellement efficace contre toutes les maladies inflammatoires des yeux et des paupières, contre les excroissances membraneuses qui affectent le grand angle de l'œil, contre les taches ou taies, contre le larmoiement, le nuage, les cuissons, les rougeurs, etc.... En 1806, elle fut approuvée par la Société médicale de Bordeaux, et en 1807, sur un rapport de l'École de médecine de Paris, elle fut autorisée par un décret spécial en date du 10 septembre. Cette autorisation a été maintenue par S. M. Louis-Philippe, en février 1832.

Le pot avec l'instruction, 3 fr.

GRAINS DE VIE OU DE SANTÉ, du Codex, contre la constipation, la bile, etc. La boîte, 3 fr.; la demi-boîte, 1 fr. 50 c.

CHOCOLAT FERRUGINEUX de Colmet-d'Aage; la livre, 6 fr. 50 c.

PASTILLES FERRUGINEUSES, par boîte de 2 fr. 50 c. et 3 fr. 50 c.

CHOCOLAT de santé; la livre, 2 fr. 50 c.

— à la vanille; la livre, 3 fr. 50.

VÉRITABLES PILULES DU DOCTEUR BLAUD DE BEAUCAIRE, contre les Pâles couleurs.

Ces Pilules, préparées par M. Blaud neveu, pharmacien, ont subi, d'après l'ordonnance du docteur Blaud, quelques modifications à leur formule première. Une boîte de cent pilules suffit ordinairement. Prix, 5 fr.

PRÉPARATIONS DU DOCTEUR QUESNEVILLE.

POUDRE POUR EAU GAZEUSE FERRÉE; le flacon........	1 fr.	50 c.
POMMADE D'EXTRAIT DE BARÈGES, n° 1............	1	25
— — — n° 2............	1	50
EXTRAIT DE BARÈGES POUR BAIN; le flacon..........	2	50
— — — les 6 flacons pour 6 bains.	24	»

Imprimerie de BRUNEAU, rue Montmartre, 39.

Dépôt Général

CHEZ M. TRABLIT, PHARMACIEN,

RUE JEAN-JACQUES ROUSSEAU, 21, A PARIS.

Instruction sur la [manière d'employer l'Eau Balsamique du docteur Jackson.

Mettez trois ou quatre cuillerées à café, plus ou moins, peu importe, dans un verre d'eau ordinaire ; trempez dans ce mélange une brosse très douce ou une éponge fine pour frictionner la surface des dents ou des gencives ; puis rincez-vous plusieurs fois la bouche et conservez la dernière gorgée.

Pour faire disparaître l'odeur peu agréable que laissent à la bouche certains alimens ou la fumée du tabac, il faut l'employer de la même manière et à dose un peu plus forte.

Les personnes qui ont l'haleine forte ou les gencives boursouflées doivent renouveler plusieurs fois par jour cette gargarisation et augmenter peu à peu les doses.

Pour calmer les douleurs de dents, on l'emploie pure en imprégnant un peu de coton qu'on applique sur le point douloureux ; en outre, il faut se gargariser et tenir dans la bouche de l'eau bien chaude où l'on aura versé demi-cuillerée à bouche d'eau du docteur Jackson pour demi-litre d'eau. Si, malgré ces moyens, la douleur continuait encore, et s'il y avait fluxion, il faudrait appliquer un large cataplasme de farine de graine de lin sur la mâchoire, en versant dessus trois ou quatre cuillerées à café de la même eau du docteur Jackson.

Pour empêcher la carie des dents et leur chute, il faut se gargariser soir et matin avec la même liqueur convenablement étendue, en augmentant la force du gargarisme tous les huit jours.

Cosmétique pour la table.

Une méthode confortable qui s'est nationalisée en France, parce qu'elle est utile et agréable, consiste à servir après chaque repas un bol d'eau tiède aromatisé avec l'eau du docteur Jackson pour se rincer la bouche afin de parfumer l'haleine et de ne pas conserver le goût ni l'odeur des mets qui ont été servis pendant le repas. Cette coutume est excellente, et bien certainement c'est à cet usage généralement introduit dans toutes les familles anglaises et américaines que ces peuples doivent la conservation de leurs dents si renommées par leur éclat et par leur blancheur.

BREVETS D'INVENTION , DE PERFECTIONNEMENT
ET D'IMPORTATION,

Établis par les lois des 7 janvier et 25 mai 1791.

Vu la requête présentée pour l'eau BALSAMIQUE du docteur JACKSON.

Ainsi qu'il résulte du procès-verbal de dépôt des pièces effectué sous cachet, au secrétariat de la préfecture du département de la Seine, le 25 mai 1838.

Vu le mémoire descriptif joint à l'appui de la dite requête.

Vu aussi les lois des 7 janvier et 25 mai 1791.

Le ministre secrétaire d'état au département du commerce et des travaux publics, s'étant assuré que toutes les formalités prescrites par ces deux lois ont été remplies, a fait dresser le certificat de la demande dont il lui est provisoirement donné acte, en attendant que, suivant les dispositions de l'arrêté du gouvernement du 5 vendémiaire an 9 (27 septembre 1800), ledit brevet soit rendu définitif par une ordonnance de sa majesté, et proclamé par l'insertion de sa spécification au bulletin des lois, ce qui aura lieu au commencement du trimestre prochain.

Le ministre ordonne en outre

1° Que le mémoire descriptif, ci-dessus rappelé, restera annexé au présent certificat;

2° Qu'une expédition en bonne forme de ce même certificat, laquelle devra être suivie de la copie littérale dudit mémoire descriptif, sera transmise cachetée au préfet du département de la Seine pour être délivrée au propriétaire.

Paris, le 29 avril 1839.

Pour le pair de France, ministre de l'intérieur et du commerce par intérim, le maître des requêtes,

J. BOULAY.

ORDONNANCE DU ROI.

LOUIS-PHILIPE, roi des FRANÇAIS.

A tous ceux qui ces présentes verront, salut.

Sur le rapport de notre ministre secrétaire d'état au département du commerce.

Vu l'art. 6 du tit. 1er, et les articles 6, 7 et 15 du tit. 2 de la loi du 25 mai 1791.

Vu l'art. 1er de l'arrêté du 5 vendémiaire an 9 (27 septembre 1800), portant que les brevets d'invention, de perfectionnement et d'importation, seront proclamés tous les trois mois par la voie du bulletin des lois.

Nous avons ordonné et ordonnons ce qui suit :

Art. 1er. — Les personnes ci-après dénommées sont brevetées définitivement. Le propriétaire de l'eau BALSAMIQUE et odontalgique du docteur JACKSON auquel il a été délivré le 29 avril dernier le certificat de sa demande d'un brevet d'invention.

Art. 2. — Il sera adressé à chacun des brevetés et ses cessionnaires ci-dessus dénommés, une expédition de l'article qui le concerne.

Art. 3. — Notre ministre secrétaire d'état au département du commerce est chargé de l'exécution de la présente ordonnance qui sera insérée au bulletin des lois.

Signé LOUIS-PHILIPPE.

Par le roi, le ministre secrétaire d'état au département du commerce.

Imprimerie de FÉLIX MALTESTE et Cie , rue des Deux-Portes-St-Sauveur , n. 18.

www.ingramcontent.com/pod-product-compliance
Ingram Content Group UK Ltd.
Pitfield, Milton Keynes, MK11 3LW, UK
UKHW021043120726
13693UKWH00005B/2398